Te $^{101}_{101}$

FRAGMENTS D'ÉTUDE

SUR

L'ABSORPTION DES MÉDICAMENTS,

A propos de quelques faits de Stomatite Mercurielle

SURVENUE

APRÈS LA CAUTÉRISATION DU COL UTÉRIN,

Par le Docteur SIRUS-PIRONDI,

Professeur adjoint à l'École de Médecine, Chirurgien en chef des Hôpitaux ; membre correspondant de la Société de Chirurgie de Paris ; membre titulaire et Président de la Société Impériale de Médecine de Marseille ; Chevalier de la Légion-d'Honneur, etc.

Mémoire lu à la Société Impériale de Médecine, dans la Séance du 25 Avril 1860.

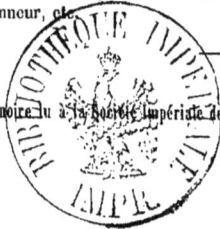

MARSEILLE.

TYP. ET LITH. BARLATIER-FEISSAT ET DEMONCHY,
RUE VENTURE, 19.

1861.

FRAGMENTS D'ÉTUDE

SUR

L'ABSORPTION DES MÉDICAMENTS,

A propos de quelques faits de Stomatite Mercurielle

SURVENUE

APRÈS LA CAUTÉRISATION DU COL UTÉRIN.

MESSIEURS,

Un jeune Confrère dont le nom vous a été déjà avantageusement révélé par un récent travail *sur la rétroversion utérine dans l'état de grossesse* (1), M. Elleaume, vous a adressé une *note* sur la salivation mercurielle survenue après une seule cautérisation du col utérin avec le deutonitrate de mercure.

La note de M. Elleaume relate deux faits sur lesquels nous aurons occasion de revenir plus loin.

(1) Mémoire couronné par l'Académie Impériale de médecine. (Prix Capuron 1859).

J'ai à mon tour cité trois observations de cette nature dans mes premières leçons de clinique, recueillies par M. Combalat (1). Et tout dernièrement encore, M. le professeur Velpeau, en discutant devant l'Académie le mémoire de M. Rilliet de Genève, sur l'*Iodisme*, a cité le fait d'une salivation de dix jours, survenue après qu'on eut légèrement cautérisé une plaie large comme une pièce de vingt sous, avec une solution de deutochlorure de mercure extrêmement faible : une goutte sur 30 gram. d'eau.

Ces diverses observations, si parfaitement authentiques et offrant à notre esprit toute l'exactitude d'un fait mathématique, ne sont pas, dit-on, aussi rares qu'on pourrait le croire ; mais rares ou non, elles ne méritent pas moins de fixer l'attention des praticiens ; et pour ma part, je ne crois pas inutile, Messieurs, de vous soumettre les réflexions qu'elles me suggèrent.

Laissons d'abord parler les faits :

Observation I. — La nommée Librat, âgée de 24 ans, entre le 9 juin 1852 à l'Hôtel-Dieu de Paris, salle St-Landry, n° 18, service de M. Piedagnel.

Cette femme, d'un tempérament lymphatique, a été réglée à 10 ans et demi, sa mère l'avait été à 11 ans et demi ; elle a eu un premier enfant à 16 ans, puis elle en a successivement quatre autres. Elle est bientôt prise de fleurs blanches très-abondantes, de maux d'estomac, de faiblesse, de courbature dans les membres, douleurs dans l'abdomen.

(1) Introduction à un cours élémentaire de clinique chirurgicale, 1857.

Malgré les injections de guimauve et de pavot, des grands bains, cet état ne fait que s'aggraver, la malade perd chaque jour ses forces, elle est prise d'une diarrhée incoërcible pour laquelle elle reste au lit pendant trois mois. A la suite de cette maladie elle commence à tousser et puis après elle crache du sang; néanmoins elle redevient enceinte et elle accouche à sept mois, à la suite, dit-elle, d'une saignée.

Elle se rétablit assez bien, lorsqu'un jour, ayant ses règles, elle est surprise par la pluie et rentre chez elle toute mouillée; ses règles s'arrêtent et elle est prise de violentes douleurs dans le ventre, de maux de cœur, de céphalalgie et de fièvre; elle entre à l'Hôtel-Dieu.

Examinée le 10 juin par M. Elleaume, la malade est pâle et très-amaigrie, elle se plaint d'une toux qui la fatigue et de douleurs dans la poitrine; la percussion n'apprend rien; mais on entend à l'auscultation, de chaque côté, au sommet des poumons et en avant, l'inspiration un peu rude, l'expiration très-faible; pas d'autres signes positifs.

Le ventre est douloureux, surtout dans la fosse iliaque droite; cette douleur, sous l'influence de la pression devient très-aiguë et arrache des cris à la malade. La pression exercée en arrière du bassin fait naître également une vive douleur; la malade éprouve fréquemment des symptômes de gastralgie; les digestions se font mal; fièvre légère, pas d'appétit; l'écoulement vaginal est toujours très-abondant.

Cette malade est examinée au spéculum le 14 juin; le col est gros, mou, d'un rouge vineux, on remarque quelques légères ulcérations autour de l'orifice utérin. Le vagin présente à peu près la même coloration; une liqueur blanchâtre, légèrement jaunâtre, très-abondante, recouvre la muqueuse vaginale et l'orifice externe de l'utérus. *On barbouille légèrement le col utérin et le vagin, avec le deuto-nitrate de mercure.*

Le lendemain matin outre de très-fortes coliques, la malade se plaint surtout de ses gencives. Celles-ci sont légèrement boursoufflées; un léger liseré grisâtre entoure les dents; la salivation est un peu plus abondante qu'à l'état normal; légère fétidité de l'haleine.

Le 16 et le 17 juin ces symptômes augmentent, la malade se

2

plaint davantage du ventre, elle ne peut rester debout, il sort par le vagin un liquide sero-sanguinolent; l'haleine est extrêmement fétide, la salivation considérable; il existe dans les tissus de la cavité buccale, surtout du côté gauche, une tuméfaction très-prononcée avec une grande sensibilité au toucher. Sous l'inflence de gargarismes aluminés la salivation disparaît en peu de jours; des cataplasmes laudanisés sur le ventre, des injections émollientes calment les douleurs abdominales et la malade, bien qu'elle ne soit pas guérie de l'affection qui l'a amenée à l'hospice, demande son exéat.

Observation II. — Mad. H., âgée de 24 ans, d'un tempérament très-lymphatique et parfaitement réglée, a eu, il y a quatre ans, un chancre induré. Mais n'ayant suivi aucun traitement régulier elle a vu bientôt apparaître des accidents secondaires. A 16 ans déjà elle avait accouché à terme; mais ayant fait une imprudence, elle fut obligée de garder le lit pendant plusieurs mois.

Cette femme, dont la conduite est du reste fort irrégulière, éprouve de temps en temps des douleurs assez vives dans le bassin, surtout du côté droit. Elle se plaint d'un écoulement vaginal très-abondant qui la fatigue beaucoup. Au toucher on constate que le corps de la matrice est un peu volumineux, rejeté en avant et un peu du côté droit. Le col reporté en arrière vers le rectum est un peu mou, légèrement entrouvert, et permet l'introduction de l'extrémité du doigt. On sent sur la lèvre postérieure de petites irrégularités; M. Elleaume constate, à l'aide du speculum, que la muqueuse vaginale est d'un rouge assez vif, mais sans ulcérations qui, en revanche, se trouvent en très-grand nombre autour de la lèvre postérieure du col; par l'orifice utérin il s'écoule un liquide assez abondant, un peu filant, mais épais et légèrement jaunâtre. La sonde de Valleix pénètre aisément dans la cavité du col, mais en déterminant de la douleur; l'orifice interne est franchi assez facilement et l'on pénètre dans la cavité du corps qui est assez large pour permettre à la sonde de tourner dans tous les sens sans provoquer des douleurs. M. Elleaume diagnostique un catarrhe du col et du corps de l'utérus avec un peu de vaginite. *Il cautérise les ulcérations avec un pinceau imbibé de nitrate acide de mercure.*

Le lendemain, la malade qui a éprouvé pendant toute la

nuit de vives douleurs dans l'abdomen, se plaint d'une trop grande sensibilité des gencives; il lui semble, dit-elle, que ses dents sont molles et qu'elles tremblent; légère fétidité de l'haleine; un peu de salivation. Quelques gargarismes de borax amendent et guérissent, en peu de temps, les accidents du côté de la bouche.

Cette seconde observation de M. Elleaume ne porte pas de date. Il est toutefois permis de croire que jusqu'au 7 juin 1859, époque où son manuscrit a été signé, c'est-à-dire dans l'espace de huit ans, (la première observation datant de 1852), il n'a pas recueilli d'autres faits que les deux qu'il a cités.

De mon côté, bien qu'il me soit impossible d'indiquer, d'une manière même approximative, le nombre de fois que j'ai pratiqué la cautérisation utérine avec le deuto-nitrate de mercure, soit parmi les femmes de la salle Ste-Magdeleine (avant qu'elles fussent réunies à un service spécial confié aujourd'hui aux soins de notre honorable collègue M. Bartoli.), soit dans la salle des femmes blessées ou de la clinique, soit dans ma pratique civile, je déclare que malgré ce grand nombre de cautérisations pratiquées dans une période de dix années, je n'ai observé que trois cas de stomatite mercurielle, dont un à l'Hôtel-Dieu, relevant en réalité et uniquement de cette cause (1) et deux autres appartenant à une autre classe de malades.

(1) J'écarte, en effet, à dessein toute stomatite survenue chez des malades qui ont subi la cautérisation du col utérin, *en même temps* qu'elles étaient soumises à un traitement hydrargirique général.

Voici le récit sommaire de ces trois observations.

Observation I. — Au commencement de 1856 je fus appelé à donner des soins à une jeune fille attachée à un établissement de charité. Des vomissements fréquents, précédés d'une vive douleur à l'hypogastre, l'absence de tout autre symptôme gastrique, la constatation facile d'un état nerveux général prononcé, et surtout l'impossibilité d'arrêter les vomissements par aucun des moyens généralement employés avec succès, me firent supposer chez cette jeune fille, un état morbide particulier du col utérin *moins rare* qu'on ne serait tenté de le supposer chez les vierges. Je demandai et je fus autorisé à procéder à une visite locale, à l'aide d'un petit spéculum un peu plus long et presque aussi mince que le *spéculum auri*.

Des fleurs blanches très-épaisses, et le défaut sans doute des soins de propreté appropriés à cette région (chose à laquelle par un sentiment de pudeur fort exagéré on ne songe jamais assez dans certains établissements) avaient occasionné une érosion superficielle occupant toute la partie moyenne et inférieure du col. Séance tenante je touchai l'érosion avec le nitrate d'argent, les vomissements s'arrêtèrent pendant quelques jours, mais recommencèrent bientôt après avec la même intensité.

J'eus alors recours à la cautérisation avec un agent plus actif que j'emploie assez fréquemment et que j'ai souvent vu réussir entre les mains de Lisfranc ; le nitrate acide de mercure. Le résultat fut tel que je le désirais, mais au prix d'une salivation affreuse qui débuta vingt-quatre ou trente heures après l'opération, et dont on ne vint à bout qu'avec beaucoup de peine.

Je pris note du fait et j'en attendis d'autres.

Observation II. — Au mois de décembre de la même année 1856, nous reçûmes à l'Hôtel-Dieu une jeune femme atteinte de panaris à l'index de la main droite. Dix-huit jours après et au moment de quitter nos salles, la malade nous pria de la visiter, car elle se trouvait depuis longtemps fatiguée par des pertes blanches que rien, dit-elle, n'avait encore pu arrêter.

Nous constatâmes, à l'aide du spéculum, quelque boursouf-

flement à la muqueuse utéro-vaginale avec granulations sim-
ples et légère érosion annulaire. Les antécédents de cette femme
sont suspects, elle n'avoue rien cependant et refuse pour le
moment de se soumettre à un traitement qui la retiendrait
longtemps à l'hospice. Nous nous contentons par cela même
de cautériser le col et le conduit vaginal, avec un petit bour-
donnet de charpie, légèrement imbibé de deuto-nitrate de mercure. A la visite du lendemain, cette femme se plaint de vives
douleurs aux gencives avec commencement de salivation. Vingt-
quatre heures après l'haleine devient fétide et la stomatite se
confirme par les symptômes ordinaires.

Cette femme affirme n'avoir pris depuis longtemps aucune
espèce de médicaments, ni liquides, ni sous forme pillulaire.

En supposant toutefois qu'elle se trompe ou veuille nous
tromper, toujours est-il qu'aucune substance médicamenteuse
ne lui a été prescrite depuis son entrée dans nos salles.

J'engageai cette malade à prolonger d'une semaine son sé-
jour à l'Hôtel-Dieu; et lorsque toutes les traces de la stomatite
eurent complétement disparu, je renouvelai la cautérisation;
le résultat fut le même, seulement un peu plus tardif, car les
douleurs gengivaires et la salivation n'apparurent que quarante-
huit heures après la cautérisation.

A la suite de ces deux faits, recueillis à quelques mois d'in-
tervalle seulement, je suis resté longtemps sans rien observer
de semblable.

La troisième observation est donc de date plus récente.

Observation III.— Madame X., âgée de 35 ans, mère de plusieurs enfants, tempérament lymphathique, constitution faible,
se plaint, depuis plusieurs années, de souffrances multiples qui
en grande partie peuvent être rapportées à un état chloro-ané-
mique bien prononcé. A la suite de la dernière couche (deux
ans) une leucorrhée considérable et quelques douleurs ressen-
ties de temps à autre à l'hypogastre font croire à Mme X., dont
l'imagination s'alarme facilement, que la matrice est atteinte de
quelque maladie très-grave. Plusieurs visites au speculum ont
toujours répondu négativement à cette crainte. Cependant au
mois de mars 1857, je constate un léger érythème occupant la
lèvre antérieure en totalité et en partie la postérieure, et je me

décide à badigeonner le col avec la teinture d'iode légèrement affaiblie par un tiers d'eau.

Le résultat est nul. Mᵐᵉ X, de plus en plus inquiète, veut une consultation et l'on décide qu'une légère cautérisation sera employée; on me laisse du reste le choix du caustique et j'avoue que ce n'est pas sans intention que j'emploie, chez une nature éminemment nerveuse, le deutonitrate de mercure. Dès le lendemain Mᵐᵉ X accuse une vive douleur dentaire et l'impossibilité de mordre sur un aliment un peu dur; trois jours après, la stomatite avec salivation abondante, haleine fétide, liseré, etc., existent avec assez de gravité pour tourmenter la malade et donner quelques regrets à son médecin. L'essai, cela va sans dire, ne fut plus renouvelé sur elle.

D'après MM. Trousseau et Pidoux (1), Breschet a constaté, la salivation mercurielle, le lendemain du jour qu'il avait cautérisé pour la *première fois* le col utérin, avec le nitrate acide de mercure.

D'après M. Elleaume, le professeur Scanzoni, dont je n'ai pu me procurer l'ouvrage, et qui est partisan de ce mode de cautérisation du col utérin, dans certaines affections parfaitement spécifiées, affirme, lui aussi, avoir constaté *quelquefois* cet accident et indique même les précautions qui, à son avis du moins, peuvent l'empêcher. Et disons de suite que ces moyens préventifs, parfaitement signalés aussi dans le travail de M. Elleaume, sont absolument les mêmes que ceux qu'on emploie depuis longtemps à notre Hôtel-Dieu, et que Lisfranc employait bien avant nous à la Pitié.

Enfin, quelques accidents de cette nature, observés encore par M. Aran, ont été assez longs à combattre

(1) Traité de thérapeutique, 4ᵉ édition, tome 1, page 169.

pour engager ce savant praticien à renoncer désormais à l'emploi du nitrate-acide de mercure. A quoi l'on peut objecter, soit dit en passant, que les inconvénients inhérents à l'usage d'un médicament, ne peuvent prévaloir pour son rejet définitif de la thérapeutique, qu'autant qu'ils ne sont pas compensés par de nombreux avantages.

Mais nous n'avons pas à discuter ici sur l'utilité ou les dangers du nitrate acide de mercure, employé comme caustique sur le col utérin ; il nous suffit d'avoir constaté par plusieurs exemples, que ce que l'on nomme *l'absorption du médicament* peut s'opérer par cette voie aussi promptement que par celle de l'estomac.

Nous reviendrons tout à l'heure sur les conditions de cette absorption.

Que si du fait spécial de l'absorption du deuto-nitrate de mercure, par le col utérin, nous passons à un autre ordre de faits analogues, mais plus généraux, nous rencontrons une foule de circonstances, où le médecin arrêté, par exemple, par la présence d'un trismus, a été obligé d'avoir recours au bout inférieur de l'intestin, pour combattre un accès de fièvre pernicieuse ; et, dans d'autres cas non moins fréquents, peut-être, c'est la muqueuse palpebrale, nasale, auriculaire ou urétrale que le médecin doit encore mettre à contribution, pour faire pénétrer dans l'économie des médicaments dont l'action est destinée à se faire sentir ailleurs que sur les points du contact immédiat.

Le fait général étant donc ainsi prouvé par des exemples nombreux et irrécusables, trois points principaux semblent, à notre avis, solliciter de sérieuses réflexions : 1° comment peut-on et doit-on s'expliquer l'absorption par d'autres voies que par celle de l'estomac ? 2° quelles sont les conditions qui facilitent cette absorption ? 3° quelles sont enfin (et c'est ici la question principale) les doses auxquelles les substances médicamenteuses introduites par toutes ces voies plus ou moins normales ont pu manifester leur action sur l'organisme ?

Premier point. Sous le rapport anatomique et physiologique, l'estomac a été disposé pour l'appropriation et l'assimilation de l'aliment, avec la même intelligence supérieure qui a présidé à l'organisation de l'œil pour un accommodement facile à la lumière et pour la vision.

Que cette disposition naturelle de l'estomac le rende apte à s'approprier ce qui est utile comme ce qui pourrait devenir nuisible à la santé, cela est incontestable, et il ne l'est pas moins que, grâce à cette même disposition, c'est là encore la voie la plus normale pour introduire les substances médicinales dans l'organisme.

Mais cette introduction, comment s'opère-t-elle ? Est-ce réellement par absorption ou par imbibition ? Et d'ailleurs pour que l'action des médicaments se fasse sentir sur les centres nerveux, d'où elle s'irradie ensuite sur toute l'économie, — en commençant par les organes ou appareils qui ont le plus d'affinité, si

l'on peut ainsi dire, avec l'action spéciale du remède, —
pour que cette action du médicament se fasse sentir,
suffit-il que l'impression soit transmise directement
de l'estomac au cerveau, par les nerfs sensitifs, ou
faut-il que le médicament passe par le torrent circulatoire et modifie d'abord le liquide nourricier ?
C'est là, Messieurs, une question complexe qui de
longtemps, peut-être, ne sera résolue d'une manière
définitive ; mais il est pourtant permis d'essayer de
l'envisager sur quelques-unes de ses faces.

Le mot absorption n'est plus accepté aujourd'hui
dans le sens qu'on lui accordait jadis. « Tous les
« tissus (1) ont la propriété de se laisser pénétrer par
« des substances liquides qu'ils modifient ensuite,
« chemin faisant, en leur ajoutant ou en leur enle-
« vant quelques-uns de leurs principes. » On n'admet
donc plus de conduits absorbants, ni de pores, ni
d'orifices plus ou moins béants ; l'absorption n'est
plus une fonction ou acte accompli par un seul appa-
reil, c'est une propriété commune à tous les tissus,
basée sur une autre propriété également commune :
l'endosmose.

Si cette absorption s'opère au milieu même des
parenchymes ou des tissus, elle prend plus particulièrement le nom d'absorption *interne* et concourt
surtout à la *décombinaison* des organes ; si elle s'effec-
tue, au contraire, par la peau ou par les muqueuses,
elle est dite *externe* et on la désigne successivement

(1) Voyez Robin et Littré, *Diction. de médecine*, article
absorption.

sous les noms de *cutanée, intestinale* ou *digestive*, *pulmonaire* ou *respiratoire*.

C'est évidemment l'absorption externe qu'il faut particulièrement étudier quand il s'agit de thérapeutique, et il ne semble pas difficile de se rendre compte des diverses circonstances qui pourront faciliter ou contrarier l'imbibition. On pourra même comprendre, dans de certaines limites, pourquoi telle substance sera plus active, administrée par telle voie plutôt que par telle autre, car cela dépend tout à la fois de l'état de santé ou de maladie des tissus avec lesquels elle va se trouver en contact; de l'action ou modification physique ou chimique exercée sur elle par les liquides normaux ou anormaux avec lesquels elle pourra se mêler; du degré de caloricité des tissus, de leur tension ou relâchement, etc.

En somme, si la muqueuse de l'estomac est mieux disposée, peut-être, que toutes les autres pour les effets attribués à l'absorption, on comprend que toute la surface tégumentaire externe et interne peut servir à l'imbibition, et que, dans quelques circonstances (exceptionnelles si l'on veut) cette imbibition pourra s'effectuer plus promptement encore par la muqueuse du col utérin ou par celle de l'oreille externe, que par la gastrique.

Deuxième point. Il est évident que l'imbibition s'opérera d'autant mieux que les substances seront plus divisées ou mieux délayées; mais leur solubilité n'est pas, tant s'en faut, une condition indispensable. Que de médicaments très-actifs et pourtant inso-

lubles ! Aussi, lorsque tout dernièrement encore, au
sein de l'Académie, on refusait à l'iodure mercureux
une action quelconque, par cela seul qu'il est insoluble, on commettait une double erreur, repoussée
par l'expérience clinique et par la physiologie.

Ce qu'il y a d'incontestable, c'est que l'imbibition
se fait d'autant mieux que les molécules sont plus
ténues, plus nombreuses, et qu'elles se présentent
sur une plus large surface à la fois ; ce qui se comprend, du reste, sans besoin d'éclaircissement ; et
l'on ne comprend pas moins qu'une plaie, des chairs
boursoufflées, très-vascularisées, des surfaces ru-
gueuses, etc., s'imbiberont parfois mieux et par
cela même pourront absorber davantage, que des
surfaces qui se trouveront dans des conditions diffé-
rentes sinon opposées.

Ce qu'il y a surtout d'incontestablement vrai, c'est
que toute substance médicamenteuse naturellement
incorporée dans l'aliment, et par conséquent soumise à
sa division la plus minime, se trouve toujours dans les
meilleures conditions, pour que l'économie en res-
sente tous ses effets.

Troisième point. Mais j'ai hâte d'arriver précisément à ce qui me paraît le plus digne d'attention sous
le rapport pratique, c'est l'étude des doses auxquelles
les substances médicamenteuses peuvent manifester
leur action sur l'organisme. Qu'on nous permette
seulement une réflexion préalable. Dans le cours de
la discussion sur l'iodisme, M. Boudet, et après lui
M. Trousseau, se sont élevés avec force contre

— 16 —

l'importance que l'on veut accorder aux petites doses, dans la crainte de voir tomber la médecine orthodoxe dans l'exagération des rêves hahnémaniens.

Ces craintes ne sont ni justes, ni fondées, et, comme l'a très-bien dit le savant rédacteur de la *Gazette médicale*, s'il est permis aux gens du monde d'employer indifféremment les mots : dose très-petite, extrêmement minime ou *homœopathique*, une pareille faute ne saurait être pardonnée à des médecins, à des professeurs de faculté et à des chimistes habitués à la posologie. Les doses établies par Hahneman, ne se comparent qu'à elles-mêmes, tandis que, quelque petite que soit une quantité employée chimiquement, elle a une mesure dont on peut trouver l'expression et la valeur dans le système métrique. On peut toujours les calculer bien exactement et sans avoir recours à un nombre très-considérable de chiffres, en partant de l'unité commune : la mesure du méridien terrestre. En est-il donc de même des doses de Hahneman ?

M. Fleury soumit, il y a quelques vingt ans, ces dosages au calcul, et il trouva dit-on que dans le système des solutions successives imaginées par l'inventeur de l'homœopathie, la quinzième dilution, représentée par l'unité, divisée par vingt-cinq trillions de kilolitres inclus, correspondrait à une goutte de substance active, perdue dans un volume trente fois supérieur au cube de la sphère terrestre (1).

(1) Gazette médicale de Paris, page 149.— 1860.

Vous pouvez calculer d'après cela où l'on arriverait avec la trentième dilution.

M. Giraud-Teulon a protesté, au nom de l'arithmétique, contre cette déplorable confusion et nous protestons aussi au nom de la vérité et de l'utilité pratique ; car en effet, il s'agit avant tout de constater si de petites doses peuvent ou non produire des effets considérables ; et la crainte d'une dénomination absurde doit rester pour le compte des ignorants.

Cela dit, poursuivons. Partisan extrêmement modéré des doctrines rasoriennes, je sais et j'adopte qu'il faut proportionner l'*action* du *remède*, comme disait Celse, à la *véhémence* du mal; qu'il ne suffit pas de choisir un médicament utile dans l'espèce, mais qu'il faut encore l'élever à la dose voulue. Ce sont là des vérités passées à l'état d'axiomes.

Mais est-il bien nécessaire d'élever considérablement la dose des médicaments, pour obtenir d'eux les meilleurs résultats possibles ? Toutes les natures ou idiosyncrasies particulières, s'accommodent-elles parfaitement bien des médicaments donnés à doses massives ? Existe-t-il oui ou non des faits prouvant que là où un médicament a échoué à forte dose, il a donné au contraire de très-bons résultats, lorsque ces doses ont été réduites à des chiffres qu'on aurait pu croire insignifiants.

Nous allons examiner ces diverses propositions :

1° Que plusieurs médicaments (je n'ose dire tous) puissent parfois produire des effets trop considé-

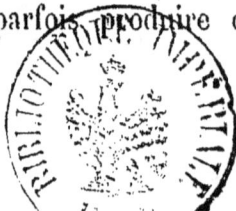

rables, lors même qu'ils sont administrés à très-faible dose, ce n'est plus chose discutable aujourd'hui, et les preuves se pressent ici en foule. Ainsi, pour n'en citer que les plus récentes, on pourra reprocher aux médecins de Genève, d'avoir mal interprété les faits qu'ils ont relatés, mais personne n'a osé nier les faits eux-mêmes. Le savant et spirituel rédacteur en chef du *Moniteur des sciences médicales* pourra, avec quelque raison, s'étonner qu'une goutte de nitrate acide de mercure dans trente. grammes d'eau, ait pu produire la salivation, après avoir été délayée dans *quinze kilogrammes de sang*. Mais à part la quantité de sang, gratuitement accordée à la malade et probablement par un *lapsus linguæ*, nous ne pensons pas que M. de Castelneau puisse mettre en doute l'observation de M. Velpeau, quelque étrange que la chose paraisse d'abord.

Les observations de M. Elleaume et les nôtres fournissent, elles aussi, plusieurs exemples de ce que peut une faible quantité de nitrate acide de mercure agissant sur le col utérin.

Je dis *faible* quantité et certes je n'exagère pas, si l'on réfléchit qu'immédiatement après avoir pratiqué la cautérisation, tous les médecins ont l'habitude, comme l'a fait M. Elleaume lui-même, d'injecter une certaine quantité d'eau froide, qui entraîne nécessairement hors du vagin, et à travers le spéculum, toute la portion du caustique qui n'a pu rester imbibée sur le col.

Il y a un mois environ. je fus appelé à donner des soins à une jeune femme arrivant de Lyon, où elle se trouvait depuis quelques temps sous la direction médicale d'un des praticiens distingués de la médecine Lyonnaise, M. Diday.

Le traitement prescrit par notre distingué confrère étant des plus rationnels, j'eus garde d'y rien changer. Cependant la malade hésitait à l'emploi d'un suppositoire belladoné, dont les effets généraux lui avaient été, disait-elle, des plus pénibles. J'ai à deux reprises voulu examiner de près ces effets : ce n'étaient ni plus ni moins que les symptômes de l'intoxication par la belladone, lorsque cette substance agit trop activement. Et pourtant quelle était donc la dose portée sur l'ordonnance de M. Diday ? Six centigrammes d'extrait, pour un suppositoire, qui devait être introduit et maintenu pendant quelques heures dans le rectum.

2° Tous les tempéraments, toutes les idiosyncrasies, avons-nous dit, ne s'accommodent pas toujours des doses massives. Le fait se trouve déjà implicitement prouvé par les observations précédentes. Mais il n'est certes pas difficile d'en trouver un plus grand nombre éparses dans les archives de la science. Et d'ailleurs qui de nous n'a eu mainte occasion de constater, par exemple, les déplorables effets de l'abus des balsamiques, dans ces mêmes affections qu'ils sont précisément appelés à combattre ? Qui n'a observé des désordres gastriques, inutilement fatiguants pour les malades, occa-

sionnés par des purgatifs relativement trop forts,
tandis que l'effet voulu a été obtenu sans secousses
par la moitié, si ce n'est le quart de la dose qui
avait été primitivement administrée?

Sans doute dans beaucoup de faits de ce genre,
il faut tenir compte de l'état diathésique, c'est-à-
dire du *degré* de gravité de l'état morbide, circonstance majeure, trop souvent oubliée, et qui
fait que l'on s'étonne sans motifs que des malades
supportent sans inconvénient et même avec avan-
tage, des doses de médicaments qu'ils ne pourraient
pas impunément absorber à l'état de santé! Mais
à part cette réserve très-légitime, il ne reste pas
moins avéré que chez certaines constitutions il est
impossible d'élever l'action des médicaments aux
doses les plus communes, sans voir apparaître quelques-uns des symptômes qu'on a assez pittoresque-
ment qualifiés de *maladie du remède.*

Maintenant, Messieurs, une dernière proposition
nous reste à examiner, celle qui est relative aux
heureux effets des doses relativement très-faibles, là
où le médicament a parfois échoué à doses massives.

J'ai déjà publié ailleurs (1) que l'iodure de potassium réussit parfois d'autant mieux qu'on s'en tient
à une dose fort au-dessous de celles auxquelles on
l'administre habituellement.

Je suis à même de citer aujourd'hui, à l'appui
de cette thèse, un nouveau fait assez curieux,

_____

(1) *Notes cliniques.* Société de chirurgie.

dont le sujet se trouve encore actuellement dans nos salles de chirurgie.

Observation. — Le nommé Joseph Roland, âgé de trente-six ans, tourmenté depuis longues années par la plupart des symptômes de la syphilis constitutionnelle, ayant déjà et inutilement subi divers traitements, entre de nouveau à l'Hôtel-Dieu, dans les premiers jours de 1860, et accuse, entre autres souffrances, des douleurs ostéocopes nocturnes insupportables, plus particulièrement fixées autour de l'articulation tibio-fémorale droite, où il existe un peu d'épanchement.

On soumet d'abord le malade au traitement ordinaire par les pilules hydrargiriques et l'iodure de potassium, dont la dose est promptement élevée à trois grammes par jour; mais ce traitement ne produit aucun résultat et le mal empire. On a, dès lors, recours au traitement arabique, vulgairement appelé diète sèche, à toute la rigueur de laquelle le malade est soumis pendant un mois.

Cette médication, si efficace en d'autres circonstances, reste ici sans effet. Les douleurs sont tellement vives pendant la nuit, que huit à dix centigrammes d'extrait gommeux d'opium administrés le soir, ne peuvent procurer au malade deux heures de repos et encore moins de sommeil. L'épanchement articulaire a d'ailleurs considérablement augmenté, et tous les topiques mis en usage en pareille circonstance restent sans effets. L'estomac ne peut plus, du reste, supporter le régime auquel il est soumis, et il faut renoncer au traitement arabique.

J'accorde quelques jours de repos à cet organisme si profondément atteint, pendant lesquels la plus grande difficulté est de faire supporter au malade notre inactivité en présence de ses atroces souffrances, et je prescris ensuite de nouveau l'iodure de potassium, mais cette fois à la dose de vingt-cinq centigrammes dans cent-vingt grammes de véhicule, potion qui doit être prise en deux ou trois fois vers le soir. Dans l'espace de dix jours, cette dose est graduellement élevée et maintenue ensuite à cinquante centigrammes.

La cessation des douleurs, le repos, le sommeil, la disparition graduée de l'hydarthrose, l'engraissement du malade, tous les signes, en un mot, d'un heureux retour à la santé, se succèdent rapidement et aujourd'hui, cet homme, peut être considéré comme guéri.

Ici les doses, relativement faibles, étaient encore d'une certaine importance.

Mais voici un second fait, où l'action du médicament a pu se produire d'une manière très-heureuse quoique la dose administrée fût en apparence insignifiante.

Observation. — Une jeune personne d'un tempérament nerveux et d'une constitution délicate, se trouve depuis plusieurs années sous l'influence d'un état chlorotique très-prononcé. La médication tonique et ferrugineuse a été commencée nombre de fois, mais il a fallu constamment y renoncer au bout de quelques jours. Le quinquina, sous n'importe quelle forme, les huiles de foie de morue et de raie les mieux épurées sont rendue par les vomissements; quant aux préparations ferrugineuses : lactate, citrate, fer réduit, etc., toutes sans exception administrées aux doses les plus modérées, produisent dès le second jour un dérangement d'entrailles que rien ne peut calmer, si ce n'est la suppression immédiate du fer. A l'époque où cette jeune personne fut confiée à nos soins, nous commencions à l'Hôtel-Dieu, et avec succès, quelques essais cliniques sur l'usage du lait chloro-ioduré, et nous le prescrivons à notre malade, une dose par jour en deux fois.

Ce lait médicinal est assez bien supporté; cependant, dans l'espace de quinze jours on le vomit deux fois avec les mêmes malaises éprouvés par l'usage des huiles. Au bout de quinze jours, je fais doubler la dose; le résultat général est très-satisfaisant.

Cependant, l'indication du fer persiste et je prescris les eaux d'Orezza qui déterminent une forte diarrhée. Il faut y renoncer. Je les remplace par les eaux de St-Galmier; même effet.

Je profite alors des plus récents essais faits à Marseille par notre excellent confrère M. Berrut, d'après les procédés Labourdette, et je conseille l'usage du lait chloro-ioduré ferreux. Il est bien supporté pendant les deux premiers jours, mais au troisième apparaît la diarrhée ordinaire , avec cette différence , toutefois , qu'elle cesse d'elle-même, malgré la continuation du lait médicinal. Ce dérangement d'entrailles reparaît encore de temps à autre dans les mêmes conditions , sans arrêter, toutefois , le traitement qui est ainsi continué pendant plus de deux mois, au grand profit de la jeune malade qui , depuis lors, a supporté également bien les eaux d'Orezza, lorsque des circonstances indépendantes de la volonté du médecin et de la malade, n'ont pas permis de continuer l'emploi du lait médicinal.

Une chose remarquable à noter ici c'est qu'une fois les eaux d'Orezza ayant manqué, j'ai pu prescrire de l'eau artificiellement ferrée, à la dose de dix centigrammes par litre , et cette dose a pu être supportée , contrairement à ce qui se passait quelques mois auparavant. J'ai essayé d'augmenter d'un tiers la dose du citrate de fer et la diarrhée a reparu pour ne cesser qu'en supprimant l'usage de cette eau.

La jeune personne jouit , du reste, aujourd'hui d'une santé parfaite, la menstruation est régulière , normale sous tous les rapports.

Les faits de ce genre ne sont pas aussi rares qu'on pourrait le croire. Pour ma part, j'en ai recueilli un assez grand nombre ; de sorte que les effets *singuliers* observés à la suite de l'usage des petites doses me paraissent beaucoup moins singuliers aujourd'hui qu'au début de ma carrière.

Comment expliquer ces faits ? Suffit-il d'invoquer la plus grande impressionnabilité de certaines natures ? Leurs idiosyncrasies diverses ? Non sans doute ; et la raison péremptoire , la cause qui fait que les doses massives de quelques médicaments, paraissent et sont en réalité moins actives que des doses beaucoup plus petites, cette cause il faut la chercher dans la trop prompte élimination du remède, lorsqu'il est administré à trop haute dose. Dans ce cas l'organisme cherche à s'en débarrasser le plus promptement possible par tous les émonctoires dont il dispose ; tandis que de faibles doses sont retenues, mieux absorbées, et peuvent ainsi parvenir à modifier la vitalité des organes, en modifiant leur mode de nutrition.

N'en déplaise aux esprits exclusifs et à ceux qui s'effraient des mots avant d'observer les choses, une nouvelle voie toute physiologique est depuis quelque temps ouverte à la thérapeutique. La médecine pratique a tout à gagner et rien à perdre à de pareilles recherches, et ces recherches n'aboutiront pas à une *illusion* ; que si c'en est une, nous citerons avec plaisir, parmi ceux qui la partagent, M. Diday, qui à l'occasion des faits observés par M. Rilliet, a abordé cette même question avec un talent remarquable et sa verve habituelle (1).

Des quelques considérations et observations qui précèdent, il nous semble permis de déduire les conclusions suivantes :

1° L'introduction et la pénétration d'un médicament dans l'économie peut parfois s'opérer par les voies dites anormales, plus promptement encore que par l'estomac.

2° L'état de la peau ou de la muqueuse sur lesquels le médicament est appliqué peut avoir une grande influence sur son absorption.

(1) Gazette médicale de Lyon, 1860, page 121.

3º Cette absorption s'opère d'autant mieux que la molécule médicamenteuse est plus ténue, mieux divisée ou d'une dilution plus complète.

4º Pour que l'action d'un médicament soit efficace, il faut que l'agent médicinal soit retenu le plus et le mieux possible dans l'organisme. Et l'on peut souvent mieux atteindre ce but par de petites doses qu'avec les doses massives, sans qu'il y ait besoin d'invoquer à cet égard le résultat d'une sursaturation antérieure.

5º Les travaux de MM. Boinet et Labourdette, les observations recueillies à Marseille et ailleurs, par bon nombre de praticiens, prouvent que les médicaments incorporés dans l'aliment jouissent d'avantages incontestables ; avec cette réserve, toutefois, que si l'alimentation médicinale, et si l'action par voie, pour ainsi dire, nutritive des petites doses, sont essentiellement indiquées dans les affections chroniques, à longue période, elles ne sauraient évidemment convenir au même degré dans les maladies aiguës, là où il faut, avant tout, agir avec énergie et célérité.

P. S. — Je crois utile, et je me fais presque un devoir, d'ajouter à ces quelques réflexions sur l'*Absorption des Médicaments*, la discussion à laquelle elles ont donné lieu.

DISCUSSION

SUR LE PRÉCÉDENT MÉMOIRE.

Extrait des Séances de la Société Impériale de Medecine,
des 12 et 26 Mai 1860.

Séance du 12 mai 1860.—Présidence de M. PIRONDI.

M. ULO approuve les principes qui sont contenus dans le mémoire de M. Pirondi. Il croit comme lui que les médicaments remplissent mieux leur effet à petite dose; c'est ainsi que l'huile de ricin donnée à la dose de 25 grammes détermine des effets plus avantageux que lorsqu'elle est donnée en quantité trop considérable, ainsi qu'on l'employait il y a quelques années à peine. C'est à ces doses que les médicaments sont mieux absorbés. On ne peut cependant se soustraire aux effets de l'habitude. Un médicament continué pendant longtemps cesse de produire les effets qu'on attend de lui, alors même que la dose en est augmentée d'une manière lente mais progressive; qu'on le suspende pendant quelque temps et l'on verra bientôt que l'économie est de nouveau influencée par son administration. Les doses trop fortes irritent l'intestin et ne sont point absorbées. Dans la médication contro-stimulante les antimoniaux n'agissent pas par absorption mais bien par une dérivation intestinale; aussi voit-on survenir souvent des inflammations des voies digestives quand le tartre stibié est employé pendant trop longtemps.

M. Roux fils ne discutera pas les faits qui sont le point de départ du mémoire de notre président, ces faits il les admet; son argumentation portera surtout sur les opinions relatives à l'absorption qui ont été émises dans ce travail.

Comment peut-on et doit-on expliquer l'absorption par d'autres voies que celles de l'estomac ? M. Pirondi après avoir dit que l'estomac est disposé pour l'appropriation et l'assimilation de l'aliment et des substances médicamenteuses, glisse, sans s'y arrêter sur cette question importante. Pour que le médicament fasse sentir son action suffit-il que l'impression soit transmise directement de l'estomac au cerveau par les nerfs sensitifs, ou qu'il passe par le torrent circulatoire ? Brachet est le seul parmi les modernes qui admette cette action sur les extrémités périphériques des nerfs. Giacomini, Haller, Bérard, tous les physiologistes enfin, pensent que c'est seulement par l'intermédiaire de la circulation que les poisons agissent sur le sytème nerveux. L'action de la belladone, celle de l'acide cyanhydrique sur la conjonctive pourraient laisser quelques doutes, mais là se trouve la veine ophthalmique qui est l'agent de l'absorption.

Relativement à cette première question, M. Pirondi invoque l'endosmose qui a lieu partout, cette force variant cependant suivant l'état de santé ou de maladie des tissus, suivant les conditions physiques ou chimiques qui s'y rencontrent.

Une seconde question se présente : quelles sont les conditions qui facilitent l'absorption ? Pourquoi M. Pirondi défend-il cette opinion que la solubilité des corps n'est pas une condition indispensable. Que de médicaments très-actifs et pourtant insolubles! C'est là une assertion que l'on ne peut admettre ; le vieil axiome *corpora non agunt, nisi soluta*, demeure la règle fondamentale de la théorie de l'absorption. L'iodure mercureux, dont l'utilité thérapeutique est incontestable, n'agit que parce qu'il se transforme en médicament soluble.

Aucune substance ne peut filtrer à travers les membranes, imbiber les tissus sans être endosmotique, les liquides et les gaz rentrent seuls dans cette catégorie de corps. Les expériences d'Œsterlen semblaient démontrer la pénétration des solides, mais dans ces cas les mollécules de charbon ne sont pas absorbées, elles passent à travers les pores et agissent mécaniquement.

Il faut que la matière, pour être absorbée, demeure fluide en traversant les membranes qui la séparent du liquide sanguin ou lymphatique; les substances fluidifiantes sont les plus facilement absorbables; l'acide cyanhydrique, la strychnine, celles qui forment avec l'albumine un coagulum éprouvent de la peine à être absorbées, et celles de ces substances qui sont le plus facilement solubles par les dissolvants de l'économie, sont aussi les plus faciles à être absorbées. C'est ainsi que de deux personnes, dont l'une aura pris du proto-nitrate et l'autre du deuto-nitrate de mercure, la dernière mourra plus vite parce que les chlorures alcalins transformeront plus facilement en chloro-hydragirates alcalins les deuto-sels de mercure.

Dans l'estomac les sels mercuriels n'agissent que par leur transformation en sublimé corrosif en présence des chlorures alcalins. Le deuto-nitrate acide de mercure à l'état de dissolution acide constitue un caustique des plus énergiques, à cause de la facilité de sa décomposition en un sous-sel insoluble et un sel acide soluble, lequel en se combinant avec les éléments albumineux du sang escharifie instantanément la partie touchée. Ce sel est alors changé en sublimé; aussi ne convient-il pas de cautériser de larges surfaces avec cet agent. Le nitrate de protoxide de mercure présente moins de danger, parce qu'il se transforme en calomel et non pas en sublimé.

Arrivant à l'absorption plus active de certains médicaments à petites doses, M. Pirondi rejette les idiosyncrasies et ne voit là que l'action de l'économie qui rejette trop rapidement les corps par tous les émonctoires qu'elle possède.—Les corps insolubles donnés à haute dose n'agissent jamais suivant la quantité de substance ingérée. Les agents dissolvants de l'économie peuvent n'exister dans les humeurs qu'en quantité limitée et dès lors l'absorption sera peu considérable. Les rapports changeront si c'est à doses successives qu'une même quantité de substance aura été ingérée. Cependant il est pour ces phénomènes des idiosyncrasies qui font que quand les conditions paraissent les mêmes, les résultats sont cependant variables, suivant les individus. Quand il s'agit d'agents solubles comme l'iodure de potassium, M. Pirondi ne veut pas admettre des idiosyncrasies qui font que tel sujet est impressionné par de petites doses alors qu'il demeure indifférent à un dosage plus élevé. Mais pourquoi cette élimination si prompte du médicament admise par notre président, n'est-ce point là le résultat d'une idiosyncrasie qui fait qu'il y a une indigestion d'une dose de remède trop élevée? Dans les affections morbides les liquides de l'économie éprouvent de tels changements dans leur nature et la proportion de leurs principes constituants qu'il n'est nullement extraordinaire que l'action des médicaments soit notablement modifiée.

M. CHAPPLAIN combat les opinions de M. Pirondi au point de vue physiologique. Comme M. Roux, il a été frappé de cette phrase du mémoire dans laquelle l'honorable président semble admettre une action des nerfs sensitifs sur le cerveau pour avertir cet organe de la présence dans l'estomac d'une substance toxique. Les expériences des physiologistes modernes sont aujourd'hui trop multipliées et trop concluantes pour que cette question puisse être l'objet d'un doute. Des membres ont été séparés du corps, ne tenant plus à l'animal que par l'intermédiaire des vaisseaux ou des nerfs. Dans ce dernier met-on sur le membre une substance toxique et l'individu y est indifférent, tandis que là où la circulation se continue la mort ne tarde pas à survenir.— Cette doctrine ne semble point s'accorder avec d'autres parties du mémoire; le phénomène d'après lequel l'absorption s'opère d'après M. Pirondi, est l'endosmose; mais le tissu nerveux se trouve-t-il dans les conditions où ce phénomène s'opère? Ne faut-il pas deux liquides séparés par une membrane, et si nous trouvons un de ces liquides dans l'estomac il nous est impossible de rencontrer le second dans le tissu même des nerfs. Les vaisseaux sanguins, les chylifères, les lymphatiques, peuvent seuls présenter les conditions indispensables à l'endosmose.

L'étude des phénomènes de l'absorption dans le tube digestif a démontré que les substances alimentaires suivent des voies diverses. Si les graisses sont toujours absorbées par les vaisseaux chilifères il n'en est pas ainsi pour les autres parties; les boissons et les substances médicamenteuses vont se transporter par la voie des veines dans l'économie. Pourquoi dire alors : l'absorption par les voies anormales. Là où se rencontre le système veineux, dans des conditions telles qu'il puisse exécuter ses fonctions, ne trouve-t-on pas les voies normales de l'absorption? Les études toxicologiques n'ont-elles pas montré que c'est dans le foie qu'il faut chercher la présence des poisons? Pourquoi ce lieu d'élection? C'est qu'il est transporté dans cet organe par la veine porte, et qu'il est pris dans l'intestin par les radicules des veines mésaraïques. Le col de l'utérus, surtout quand il est dénudé de son épithélium, se trouve dans d'excellentes conditions d'absorption par les voies normales, qui ne sont que les radicules veineuses.

Quant aux conditions de l'absorption, si les expériences d'Œsterlen ont semblé démontrer que quelques corps insolubles peuvent passer dans l'économie, il faut se rappeler que ces expériences lui sont personnelles et qu'elles n'ont donné qu'un résultat négatif, alors qu'elles ont été faites par d'autres physiologistes. Les corps ne sont absorbés qu'à l'état de dissolution; mais de ce qu'un corps est insoluble d'après nos moyens d'investigation, peut-on conclure qu'il ne trouvera pas dans l'économie un agent dissolvant? C'est là, en effet, le rôle des chlorures alcalins relativement aux préparations mercurielles insolubles.

Pourquoi, enfin, admettre cette tendance de la nature à l'élimination des fortes doses de médicaments et à la conservation des petites? Les voies de l'absorption sont les mêmes, et si l'on peut dire que dans le trajet par l'intestin avec une forte dose de médicament, une partie peut être rejetée sans être absorbée, je ne comprendrais pas que l'excrétion fût plus rapidement effectuée pour les fortes doses que pour les doses minimes et que l'absorption fût moindre dans le premier cas.

M. BEULLAC rappelle les circonstances qui ont amené M. Pirondi à présenter le mémoire actuellement en discussion. M. Elleaume a adressé une observation de stomatite mercurielle, produite par une simple cautérisation du col utérin avec le nitrate acide de mercure. M. le professeur Velpeau, ajoute M. Pirondi, a cité le fait d'une intoxication semblable, suivie de dix jours de salivation, par suite d'une seule application de cet acide sur une plaie de la cuisse.

Notre collègue a rencontré deux faits semblables dans sa pratique et un troisième à l'Hôtel-Dieu.

Le malade, atteint d'une affection syphilitique allait de mal en pis par suite du traitement par l'iodure de potassium, donné aux doses ordinaires. Le malade, traité par le même médicament, donné à de très-petites doses a non seulement guéri, mais encore recouvré une santé florissante, d'où notre collègue conclut qu'il faut souvent donner la préférence à des doses inférieures à celles qui sont généralement adoptées. M. Pirondi critique trop vivement l'homœopathie pour que l'on puisse croire à la moindre analogie entre la doctrine d'Hannemann et celle qu'il tend à préconiser.

Le Mémoire peut se résumer en deux mots : physiologie de l'absorption et thérapeutique.

Son opinion sur l'absorption, basée sur les deux grands phénomènes de l'imbibition et de l'endosmose est celle qui est la plus accréditée ; notre collègue a fait preuve d'un bon esprit en l'adoptant, sauf son appréciaton sur le rôle du système nerveux, question sur laquelle M. Beullac partage l'opinion de MM. Chapplain et Roux.

Quant aux nouvelles lois thérapeutiques que M. Pirondi tend à substituer à celles existantes, sur quoi reposent-elles ? Sur quelques faits rares, exceptionnéls, lesquels doivent bien moins tenir à la dose des médicaments qu'à l'idiosyncrasie des individus, à l'action climatérique ou à d'autres circonstances si difficiles à apprécier, que de longtemps sans doute on ne pourra se rendre raison des lois qui les régissent. Pour mieux juger, d'ailleurs, de la valeur des petites doses, il suffit de les mettre en opposition avec les faits innombrables que la pratique fournit journellement. Notre illustre maître, M. Ricord, ne cesse de préconiser les doses ordinaires dans l'usage qu'il fait de l'iodure de potassium ; M. Velpeau professe que sur 10 à 12000 applications semblables des iodés, il n'a pas eu un seul cas grave à déplorer : « et cependant, dit à son tour M. Trousseau, s'il pouvait « y avoir jamais quelque intoxication à craindre avec de petites « doses, bien assurément cela serait plus à redouter avec de « grandes doses. » Par conséquent, comme il est impossible d'établir des lois régulières sur des faits exceptionnels, il faut se contenter de les signaler, de les enregistrer quand ils s'offrent à nous, afin d'en tirer le meilleur parti possible, et se conformer, en attendant, aux lois établies par l'expérience.

Séance du 26 mai. — Présidence de M. Pirondi.

M. Pirondi n'a pas eu l'intention de faire un travail complet sur l'absorption, et il n'a par conséquent pas à se défendre des lacunes signalées dans son Mémoire. Son but n'a été et ne pouvait être que d'envisager certains points de la question.

En exprimant un doute, sous forme d'interrogation, qu'on veuille bien remarquer que je n'ai nullement exclu une des voies (la principale, même si vous voulez) par laquelle les médicaments doivent passer, pour pouvoir ensuite manifester leur action sur l'ensemble de l'économie.

A cet égard je vais même plus loin qu'un de mes contradicteurs ; car, si je l'ai bien compris, il confie un rôle presque exclusif au système veineux, et laisse par trop dans l'ombre les vaisseaux lymphatiques. Il est pourtant hors de doute aujourd'hui que, chez les mammifères, les substances grasses émulsionnées sont, presqu'en totalité, absorbées par les chylifères, tandis que c'est l'inverse qui arrive pour les substances salines.

J'ai dit qu'il est difficile de croire que le passage *préalable* par le torrent circulatoire soit toujours indispensable lorsqu'il s'agit de constater, non pas l'*intoxication complète* de l'individu (car la question change alors d'aspect), mais l'*impression thérapeutique* du remède.

Je n'ignore pas le résultat des expériences citées par M. J. Beclard, pendant lesquelles on a successivement plongé la veine et l'artère crurale *ou* le nerf sciatique seulement dans une dissolution fortement toxique. Je connais aussi les très-intéressantes et fort concluantes expériences de Panizza, faites sur des lapins et sur des chiens, à l'aide de l'acide cyanhydrique ; mais tout cela n'apporte pas encore dans mon esprit la conviction si exclusive que professent quelques physiologistes. S'il n'y avait, en effet, en cause que des faits cliniques de la nature de ceux rapportés par M. Elleaume, il est évident que toute incertitude disparaîtrait. Mais lorsque, en injectant quelques gouttes de sulfate d'atropine sur le trajet du pneumo-gastrique vous parviendrez, à l'exemple de M. Courty, à arrêter presque instantanément un accès d'asthme ; lorsque, à l'aide du même médicament injecté dans des régions pré-vertébrales, vous pourrez, à l'exemple de M. Dupuis, enrayer subitement (et ne fût-ce même que temporairement) la marche aiguë d'un tétanos, êtes-vous bien sûr que le remède, avant d'agir directement sur le système nerveux, a parcouru tout l'arbre circulatoire ? Vous êtes libres sans doute, d'avoir cette conviction, mais j'ai le regret de ne pouvoir la partager.

Si la pénétration d'une substance médicale dans l'économie ou, si vous aimez mieux, son absorption (dans le sens réservé désormais à ce mot) est d'autant plus facile que cette substance est plus soluble, j'ai dit qu'il ne faut pas croire pour cela que les médicaments appelés *insolubles* ne jouissent d'aucune action par cela seul qu'on *leur refuse* la possibilité d'être absorbés. L'expérience prouve chaque jour le contraire, et l'on peut citer, entre autres substances, le proto-iodure de mercure, le fer réduit, l'oxide blanc d'antimoine, etc.

Et d'abord, il faudrait s'entendre sur le mot *soluble*. Il y a évidemment solution et solution ; telle substance médicinale pourra, par une solution complète, se transformer complétement ; telle autre au contraire présentera une plus grande divisibilité de ses molécules, sans subir un changement capital. Ces deux solutions peuvent, tant l'une que l'autre, faciliter l'absorption du médicament. Mais il y a plus ; au-delà de la première couche organique avec laquelle se trouve d'abord en contact la substance médicinale, au-delà de cette couche se trouvent d'autres liquides, d'autres humeurs avec lesquelles cette substance va se mêler, à l'aide desquelles elle se transforme et devient *peut-être soluble*, d'insoluble qu'elle était en dehors de l'économie. Et je souligne le mot *peut-être*, car, malgré les légitimes prétentions de la chimie, il est *certaine cornue animalisée* que les anciens appelaient microcosme, avec laquelle les chimistes, malgré leur grand savoir, ne sont pas encore suffisamment familiarisés. Et précisément je n'en veux pour le moment, d'autres preuves que celles qu'on citait, mais dans un sens opposé, à propos des théories de M. Mialhe. Si j'étais chimiste, je vous dirais et je vous prouverais chimiquement que ces théories ne sont pas toujours acceptables, quelque ingénieuses qu'elles soient ; mais, comme praticien, je me contenterai de vous faire observer que du moment où, en clinique, j'ai des faits qui me montrent l'efficacité du proto-iodure là où le deutochlorure a échoué, et vice-versâ ; du moment où l'un et l'autre de ces deux composés mercuriques échouent ou produisent de fâcheux résultats là où le proto-chlorure triomphe, cela me suffit pour croire que tous les *trois* ne font pas *un* lorsqu'ils ont pénétré dans l'économie.

Je reviens au point de départ : la solubilité ou l'insolubilité d'une substance , par nos procédés usuels, n'est pas une raison *sine quâ non* pour que l'absorption s'opère ou ne s'opère pas. Mais alors , m'a-t-on objecté, comment admettre cette absorption par un procédé semblable à celui de l'*endosmose*?

Ici, Messieurs , il y a mal entendu , et il est évident pour moi que j'ai manqué de clarté dans l'exposition, ou que M. Chapplain n'a pas bien compris mon idée. L'absorption, comme l'explique fort bien M. Ch. Robin, a sans doute « pour condition physi- « que d'existence, la propriété d'endosmose ou d'imbibition dont « jouissent tous les tissus; » mais elle ne doit pas être et ne peut pas être confondue avec l'endosmose.

L'absorption , dit encore M. Robin, diffère de l'endosmose physique « en ce que la substance qui pénètre, molécule à mo- « lécule, dans un tissu est modifiée , chemin faisant, par ce « tissu qui lui emprunte ou lui cède quelques principes sui- « vant la nature des propriétés chimiques de l'humeur et des « siennes propres. » D'où il résulte que le liquide absorbé peut changer ou se modifier au-delà du tissu absorbant. Ces change- ments peut-on toujours les calculer d'avance ? non , cent fois non. Les tissus ont des caprices et peuvent , comme dit l'école de Bichat, faire des choix que l'anatomie et la physiologie n'ex - pliquent pas mieux que la chimie. Ainsi , par exemple, l'épi- thelium et le mucus de la muqueuse digestive ne laissent pas absorber le *curare* , tandis que le *curare* est très-bien absorbé par l'épithélium et le mucus des bronches Où est, pour nous, la cause de cette différence ?

En vous soumettant les faits de M. Elleaume et les miens, j'ai dit qu'ils ne sont pas communs. Si donc j'eusse voulu baser sur ces faits peu communs une règle générale pour le dosage des médicaments, j'aurais volontairement encouru le reproche de subordonner la règle à l'exception, ce qui serait tout simplement absurde.

J'ai voulu dire seulement, et j'ai tâché de prouver par des faits irrécusables, que dans quelques cas où les doses massives échouent, on réussit avec des doses *relativement* beaucoup plus faibles. Est-ce à dire pour cela que je veuille conseiller à tous mes collègues (et me persuader à moi-même) de renoncer désormais à toute médication un peu active, et d'avoir toujours et quand même, recours à des doses par trop modérées ? Telle n'est pas ma pensée. Servez-vous des doses avec lesquelles vous avez l'habitude et le bonheur de guérir vos malades. Mais si par fois, dans les maladies chroniques (j'ai eu soin de le spécifier) vous échouez avec des doses massives, accordez d'abord quelque repos à l'estomac du malade, et au lieu d'augmenter encore et toujours les doses (au risque de produire la maladie du remède) ayez recours aux mêmes médicaments employés d'abord, mais, cette fois, à des doses beaucoup plus modérées, et peut-être réussirez-vous mieux à atteindre le but désiré.

Pour expliquer le fait, d'autres ont dit bien avant moi, et j'ai répété après eux, que dans le premier cas, les médicaments étaient trop promptement éliminés par l'économie. Je me trouve en bonne compagnie en admettant cette explication ; mais je ne m'oppose pas à ce que vous en trouviez une meilleure ; l'essentiel est qu'on ne puisse contester le fait lui-même.

M. Pironpi termine en répondant à la partie de l'argumentation qu'il pourrait qualifier de *procès de tendance*.

Que vous ordonniez, en effet, l'iodure potassique à la dose de cinq ou de trente centigrammes par jour ; que vous prescriviez le fer incorporé au lait par voie alimentaire ou dans des eaux naturelles sortant de ce grand laboratoire qui gît dans les entrailles de la terre ; la dose, pour minime qu'elle soit, demeure parfaitement pondérable et appréciable à l'œil ou à la main du chimiste.

Maintenant, ces doses relativement très faibles, peuvent-elles *oui* ou *non* produire de bons résultats ? là est la question.

J'ai cité des exemples assez remarquables à propos des effets du lait chloro-ioduré et chloro-ioduré-ferreux. Puisque M. Beullac a pu croire que je n'avais pas assez insisté sur les faits de cette dernière catégorie, c'est qu'il les admet avec moi. A coup sûr j'en suis fort aise, et loin de vouloir, à mon tour, lui intenter un procès de tendance, je lui répéterai qu'en fait de thérapeutique, comme pour beaucoup d'autres choses, la science n'a pas dit son dernier mot, et un sage progrès nous commande à tous d'unir nos efforts pour aboutir à des résultats utiles, sans nous préoccuper des assimilations par trop légères que certain public peut toujours se permettre, mais à la condition que les gens instruits n'y prendront pas garde.

M. Roux. Je ne crois pas avoir mal lu le Mémoire de M. Pirondi; je suppose que M. le président n'a pas parfaitement saisi le sens de mon argumentation. Loin de dire qu'il ne faisait pas une part suffisante à l'idiosyncrasie dans l'action des médicaments, je me suis borné à dire que mon honorable collègue avait tort de ne pas l'invoquer dans les diverses manières d'agir de l'iodure de potassium.

M. Chapplain, se félicite des nouvelles explications que M. Pirondi vient de donner sur quelques parties de son travail ; ces développements sont venus rectifier des opinions qui ont paru hasardées à ceux qui ont lu son mémoire et ont pris part à la discussion. La doctrine admise par notre collègue, quoique plus rapprochée de celle qui est enseignée par les physiologistes relativement à l'absorption, en diffère cependant encore. Il reconnaît que beaucoup de médicaments insolubles, trouvent dans l'économie des agents qui les dissolvent et permettent leur absorption ; pourquoi, cependant veut-il trouver encore une double interprétation au mot solution? Quelque divisibilité que vous admettiez dans un corps suspendu, dans un liquide, cela ne constituera point un corps soluble, et dès lors l'absorption n'en saurait avoir lieu.

Quant aux conditions propres à l'endosmose, loin de confondre l'endosmose physique et l'absorption, M. Chapplain a combattu l'opinion de M. Pirondi, qui veut mettre en jeu le système nerveux comme agent de cette absorption. Et si dans l'intestin ou trouve la membrane et le liquide pour établir l'imbibition, où se trouverait, dans le système nouveau, le liquide qui peut établir un courant avec celui de l'intestin? Et dès lors, ou l'endosmose n'est pas le principe de l'absorption, ou le système nerveux ne peut être un des éléments de ce phénomène. Certainement l'endosmose n'explique pas tous les phénomènes de l'absorption, quelques-uns paraissent même en désaccord avec ce phénomène physique, c'est cependant celui qui donne la meilleure explication du phénomène vital, à la condition de lui conserver ses éléments physiques.

M. Beullac. La réponse de M. Pirondi se rapproche tellement de ce que j'ai dit dans la dernière séance, que j'en suis très-satisfait. Le Mémoire qui nous a été lu dans la dernière séance ne renferme pas seulement des observations, mais encore des conclusions, et ces dernières avaient laissé le doute dans mon esprit aussi bien que dans la pensée de mes collègues. Les explications qui viennent de nous être données sont trop claires, pour qu'il y ait lieu de les contester, bien que, cependant, telles qu'elles nous sont présentées, il soit impossible d'en tirer un renseignement ou une opinion qui doive rallier les praticiens.

Cullerier maniait le sublimé-corrosif *largâ manu* et il en obtenait de très-bons effets ; comment se fait-il que la même pratique n'ait pas donné les mêmes résultats à Marseille ? C'est qu'il y a une foule de conditions individuelles ou climatériques qui nous échappent ou que nous ne pouvons saisir au début d'une maladie, et qui répondent, par cela même, d'une manière négative aux conclusions que renferme le travail de M. Pirondi. Sans vouloir revenir au procès de tendance dont a parlé M. le président dans sa réfutation, M. Beullac ajoute que l'indication des doses massives ou fractionnées ne peut être établie exactement sur aucun principe de thérapeutique et qu'elle doit être essentiellement basée sur l'expérience et l'observation. Il termine en disant que les faits cités par M. Pirondi sont exceptionnels et par cela même fort intéressants.

M. Pirondi répond que les explications qu'il vient de donner ne sont que le corollaire de ce qu'il a écrit. Relativement aux observations qu'il a rapportées il n'a jamais vu soit dans sa pratique, soit dans les hôpitaux de pareils phénomènes d'intoxication mercurielle. Quant au dosage des médicaments suivant l'idiosyncrasie et à leur action sur l'organisme, il lui paraît impossible dans l'état actuel de la science d'en donner une explication concluante. Il serait bien difficile de dire pourquoi certains malades supportent tantôt le tartre stibié, tantôt le kermès, etc., à hautes doses alors qu'ils ne peuvent pas tolérer les mêmes substances à doses plus petites. Ce qu'il y a de bien certain c'est que beaucoup de médicaments guérissent et guérissent très-bien administrés à petites doses, alors qu'à doses plus élevées, non-seulement ils ne guérissent pas, mais encore

ils fatiguent beaucoup les malades ; exemple le lait chloro-
ioduré et chloro-ioduré.ferreux. Malgré la réserve de M. Beullac, il pense que cette dernière preuve doit être évidente pour
tous et pour lui personnellement il en est très-satisfait. Ce qui
ne signifie pas, dit-il, que je nie l'action des grandes doses ,
mais si dans bien des cas cette action est mauvaise ou nulle ,
j'aime beaucoup mieux des doses relativement moindres.

Je reconnais avec tout le monde que les constitutions actuel-
les ne sont plus les mêmes qu'autrefois et je ne crains pas de dire
que si les grandes doses d'iodure de potassium sont fort utiles à
Paris, des doses plus modérées réussissent mieux à Marseille.

M. Beullac demande à M. Pirondi à quelle dose il administre l'iodure de potassium au début d'un traitement.

M. Pirondi répond qu'il commence par 0,25 centigrammes et
qu'il en donne jusqu'à 0,50 centigrammes par jour. A cette dose
les effets commencent à se manifester et dans ce cas il n'aug-
mente pas; ou bien le résultat du remède est nul et alors il porte
la dose à 1 gramme ; il ne se rappelle pas avoir dépassé cette
limite.

M. Beullac ne voit point là de petites doses, mais bien des
doses ordinaires, ce qui ne semblerait pas concorder avec la
pensée qu'a émis notre collègue dans son mémoire ; il en
appelle à l'expérience de ses collègues.

Les doses ne sont pas très-petites, il est vrai, dit M. Pirondi,
mais elles sont relativement minimes eu égard à la pratique
d'une foule de médecins.

M. Bertulus dit que depuis plus de vingt ans il ordonne
l'iodure de potassium à petites doses et qu'il dépasse rarement
0,50 centigrammes.

M. Chapplain ne voit pas quels résultats meilleurs on peut
obtenir avec de petites doses qu'avec des doses plus élevées.
On comprendrait ces craintes pour des médicaments dangereux,
ou troublant les fonctions de l'économie. Pour lui , commençant l'emploi de l'iodure de potassium à la dose de 0,50 centigrammes il l'a porté jusqu'à 3 grammes et au-delà , en élevant
progressivement la dose du médicament et il a vu les malades en
éprouver d'excellents effets et jamais il n'a constaté aucun
accident.

M. Sauvet répondant à M. Bertulus demande, pourquoi l'on ne commencerait pas plutôt par des milligrammes que par des centigrammes. Je suis dit-il, de l'avis de M. Chapplain , dont l'opinion est celle de beaucoup de médecins de Paris, entr'autres de M. Ricord qui porte le médicament à des doses très-élevées et si M. Ricord agit de la sorte c'est qu'il doit avoir une pratique assez grande et surtout une opinion assez arrêtée sur l'emploi de l'iodure de potassium. Il me paraît incontestable que les accidents déterminés par ce médicament sont beaucoup moins nombreux qu'on ne l'a dit dans ces derniers temps.

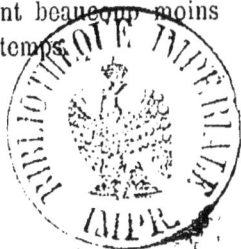